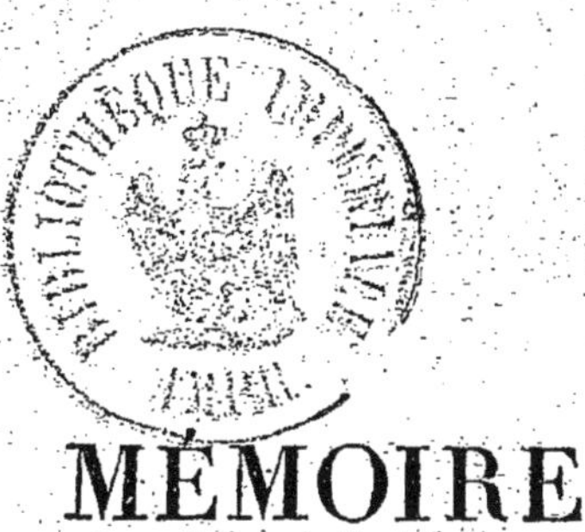

MÉMOIRE

ADDITIONNEL

AU TRAITÉ PRATIQUE DU CROUP.

par

Emangard

Imprimerie de P. É. BRÉDIF, A L'AIGLE (Orne).

MÉMOIRE

ADDITIONNEL

AU TRAITÉ PRATIQUE DU CROUP,

ET

EXAMEN CRITIQUE

DU TRAITÉ DE LA DIPHTÉRITE,

PAR F. P. ÉMANGARD,

DOCTEUR EN MÉDECINE DE LA FACULTÉ DE PARIS.

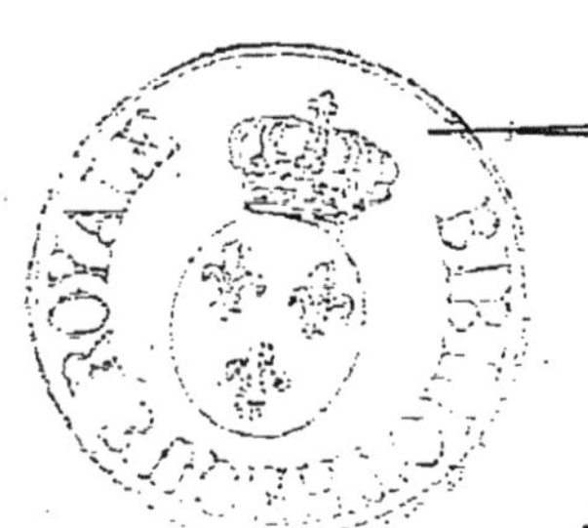

A PARIS,

CHEZ Mlle DELAUNAY, LIBRAIRE,

PLACE ET VIS-A-VIS L'ÉCOLE DE MÉDECINE;

ET A BRUXELLES,

AU DÉPÔT GÉNÉRAL DE LA LIBRAIRIE MÉDICALE FRANÇAISE.

1827.

MÉMOIRE

ADDITIONNEL

AU TRAITÉ PRATIQUE DU CROUP.

———✠———

Lorsque je publiai mon Traité pratique du croup, je ne connaissais pas l'ouvrage de M. Brétonneau. Celui de M. Bricheteau en contenait une analyse, et, dans un appendice que j'ajoutai à mon livre, j'indiquai seulement ma pensée en ces termes : « En parlant « de l'analogie existante entre l'angine couen- « neuse et le croup, l'auteur du Précis ad- « met, avec M. Brétonneau, la possibilité « de celui-ci comme extension de la phleg- « masie *diphtéritique*, et tout le monde « conviendra de cette disposition. Le doc- « teur Mouronval en rapporte un exemple « dans le 94ᵉ cahier du Journal complémen- « taire, et je cite aussi des observations des- « quelles il résulte que l'inflammation de la « membrane muqueuse buccale, due au tra- « vail de la dentition, en s'étendant aux voies « aériennes, est devenue cause déterminante

« du développement du croup : mais cette
« complication se serait-elle présentée aussi
« fréquemment dans la pratique du médecin
« de Tours, s'il eût adopté une médication
« plus rationnelle ? »

Je n'ai pas lu tous les articles des journaux
de médecine qui ont rendu compte de mon
ouvrage ; mais au nombre des écrivains qui
ont voulu combattre mes opinions, j'en ai
trouvé dont toute l'érudition a été puisée dans
le livre de M. Brétonneau ; ainsi, en faisant
l'examen critique de celui-ci, j'aurai répondu
à mes Aristarques. Un anonyme, véritable
Zoïle dont le métier est de blâmer ou de dé-
-précier, n'a lu ni le Traité de la *diphtérite*,
ni le Traité pratique du croup ; que lui ré-
pondrais-je !

« Un excellent critique, a dit Voltaire,
serait un artiste qui aurait beaucoup de
science et de goût, sans préjugés et sans
envie : cela est difficile à trouver. *Il faut
que je vive*, répondait l'abbé *Guyot Desfon-
taines* au lieutenant de police ». Cela sera
toujours ainsi.

Tout faiseur de journal doit tribut au malin (*Lafont.*),

quoiqu'il valût mieux ne payer son tribut

qu'à la raison et à l'équité. (Dictionnaire philosoph.)

En examinant le Traité de la diphtérite, je promets de me conformer à ce précepte, et de discuter avec toute la franchise et l'indépendance qui me caractérisent, et seulement dans l'intention toujours louable de trouver la vérité.

Quoique, suivant l'expression de monsieur M. *Laennec*, « l'ouvrage de M. Brétonneau « forme un tout assez bizarre et peu régu- « lier, et que l'auteur se soit volontairement « condamné à beaucoup de redites et de ré- « pétitions; que la série de faits et de preuves « qu'on est avide de connaître soit dissémi- « née à d'assez grandes distances, pour qu'il « soit difficile d'y trouver ce qu'on cherche », je ferai mon possible pour être clair en suivant l'auteur.

§. Ier.

Une épidémie caractérisée par une affection particulière de la membrane muqueuse buccale, sévissant tantôt seulement sur les gencives, tantôt épargnant celles-ci, frappant les tonsilles, le voile du palais, le pharynx, et s'étendant souvent aux voies aériennes, a été observée à Tours depuis 1818 jusques en 1820.

Les anciens, quand la maladie était bornée aux gencives, et que, par le progrès de l'inflammation, se développaient les symptômes rapportés par *Vanswietten*, tels que rougeur, prurit, engorgement des ganglions lymphatiques sous-maxillaires et cervicaux, fétidité de l'haleine, etc., lui donnaient le nom de gangrène scorbutique : ils appelaient angine maligne, ou désignaient, par des noms relatifs à la sensation de strangulation qu'éprouvaient les malades, une affection que M. Brétonneau a nommée *diphtérite* ou angine pelliculaire. (*a*)

C'est en vain qu'on cherche dans son ouvrage une description complète de la maladie : il ne s'est attaché, dans ses deux premiers mémoires, qu'à établir l'identité de la gangrène scorbutique, de l'angine maligne et du croup. C'est sur la nature de la concrétion couenneuse trouvée après la mort, qu'il fonde cette identité ; et si, dans ses considérations générales, il parle du mode de formation de cette fausse membrane et de sa marche graduée, c'est pour arriver à la preuve d'une spécificité phlegmasique et lui appliquer une nouvelle dénomination. Il ne cherche point, dans cette description, à déterminer l'invasion du stade inflammatoire, qui permettrait de placer avec avantage le traitement anti-phlogistique, comme l'ont fait avec succès, dans des cas semblables, *Ghisi, Huxham, Tissot, Planchon* et le docteur *Mouronval.*

Il est remarquable que le moment d'agir, pour M. Brétonneau, est toujours la seconde période de la maladie; c'est-à-dire quand le développement de la concrétion pelliculaire envahit déjà les tonsilles, le pharynx, etc., quand, de son aveu, la suffocation croupale est, souvent, à peine annoncée par quelque signe précurseur (57e et 59e obs. de l'auteur). *Ainsi,* dit-il, *la toux, qui devient un présage d'une si grande valeur, n'a été observée chez Rameau que deux heures avant la mort : il en a été de même chez Françoise Bodier.* Il n'est donc pas étonnant que, voyant, à cette époque tardive, échouer les saignées tant générales que locales, l'auteur ait mis toute son attention à chercher des moyens topiques et généraux, pour résister à une affection si meurtrière.

Il eût été plus philosophique, ayant égard

à la simplicité uniforme qu'adopte la nature
dans ses effets physiologiques., comme dans
ses effets morbides, et l'expérience nous
ayant appris que toutes les inflammations
aiguës attaquées convenablement par les saignées, *au début,* cédent ordinairement; il
eût été, dis-je, plus philosophique de chercher le moment dont l'opportunité permettait
d'appliquer la médication antiphlogistique.
La 3o^e observation prouve, et M. Brétonneau le dit lui-même, qu'un état *d'irritation*
et de *phlogose* précède l'exudation couenneuse; mais c'est surtout sa 36e observation,
qui, plus complète que les autres, peut ser-
vir de type, comme description de la marche
de la *diphtérite.*

Premier jour : *mal de gorge;* dans la nuit,
fièvre intense accompagnée *de délire;* tuméfaction des ganglions lymphatiques à peine
sensible; gonflement des amygdales *sans aucune apparence de taches.*

Deuxième jour : on observe, au centre de
l'amygdale droite, *une tache excavée* d'un
blanc jaunâtre, *dont l'aspect ne permet pas
encore d'établir positivement le diagnostic
de la maladie.*

On attend pour agir que, le troisième

jour, tous les signes graves de la *diphtérite*
soient réunis, tels que prolongement de la
tache observée la veille, qui forme un sil-
lon *profond, sanieux, grisâtre ;* concrétions irrégulièrement orbiculaires, demi-
transparentes à la surface de la tonsille gauche : *deux heures plus tard,* extension des
taches devenues plus opaques; les points qui
n'offraient qu'une simple altération de cou-
leur, sont recouverts d'une concrétion nais-
sante : tuméfaction des ganglions lymphatiques des parties latérales du cou.... C'est
seulement alors qu'on a recours au traitement
topique, pendant la durée duquel on voit se
développer tous les signes de l'effrayante extension que prend la maladie : ainsi, le cin-
quième jour, la toux est fréquente pendant
la nuit.

Sixième jour : toux plus fréquente, qui
n'est plus grasse et catarrhale comme à l'ordinaire. La matière de l'expectoration est
aussi fort changée : elle est à demi-transpa-
rente, écumeuse, abondante. L'inflammation
couenneuse du pharynx prend de l'extension ; tuméfaction des ganglions lymphatiques et du tissu cellulaire du côté droit du
cou, reproduite et beaucoup augmentée.

Vers le soir, toux et suffocation croupale; les regards languissans expriment l'effroi.

Septième jour : respiration sifflante, somnolence, lividité du teint (deux grains de calomel, chaque demi-heure, et *une tasse de café*, qui dissipe la somnolence). La dyspnée s'aggrave dans la nuit : l'intégrité des facultés intellectuelles se conserve jusqu'au dernier moment.

Au lieu de s'en prendre, avec M. Brétonneau, au peu de concentration de l'acide employé le troisième jour de la maladie, quel médecin ne regretterait pas d'avoir, pendant deux jours précieux, laissé échapper l'occasion d'arrêter la marche d'une affection dont les symptômes inflammatoires étaient si énergiquement exprimés au début.

En consultant *Huxham* (pag. 441), on voit que si, pendant l'épidémie qu'il décrit, l'invasion du mal s'annonça différemment chez diverses personnes, *chez toutes* des signes de phlegmasie précédaient le gonflement des tonsilles, des ganglions lymphatiques et le développement des taches *diphtéritiques*, et la saignée était placée avec avantage. Dans l'épidémie de *Péruvelz*, qui se compliquait quelquefois d'éruptions à la peau, celles-ci

n'avaient pas lieu si la saignée était pratiquée
au début inflammatoire de la maladie, et les
malades guérissaient. Planchon , ainsi que
Tissot, ont pourtant vu ce moyen échouer,
et c'est probablement plutôt quand l'affection
avait déjà marché et lorsque le stade inflammatoire n'avait pas été saisi , que parce que
la maladie *paraissait sous les symptômes
d'une fièvre putride par dissolution.* (Journal
de médecine, etc., ann. 1769, p. 509 et 510).

« C'est ainsi, dit *Ghisi* (traduction de
« M. Brétonneau), que j'eus la satisfaction
« de voir échapper, à une grave angine,
« mon fils unique à peine âgé de huit ans,
« qui avait été attaqué soudainement, vers la
« mi-août de l'année qui vient de s'écouler.
« Je crois, si je ne me trompe, *devoir surtout*
« *sa guérison* à ce que, ayant été appelé *de*
« *bon matin* pour examiner le mal qui lui
« était survenu au gosier, je ne manquai pas,
« après lui avoir trouvé *une fièvre* assez forte
« et *une très-grande inflammation* qui ne lui
« permettait pas d'avaler même sa salive sans
« difficulté et sans douleur, inflammation qui
« l'empêchait aussi de parler *avec son timbre*
« *de voix ordinaire ;* je ne manquai pas,
« dis-je, de recourir aussitôt à *la saignée,*

« de l'astreindre à une diète rigoureuse , de
« lui faire user souvent de boissons , de gar-
« garismes antiphlogistiques , et *de renou-*
« *veler la saignée* ».

Quatorze observations de M. *Mouronval,*
consignées dans les annales de la médecine
physiologique, et recueillies pendant une épidémie *d'angine maligne* qui a régné, en 1822,
dans huit communes des environs d'Arras et
Bapaume, viennent étayer cette proposition,
*que la saignée locale ou générale, placée
au début de cette maladie et pendant le
stade inflammatoire, est le véritable spécifique de celle-ci.* Avant que M. Mouronval
eût fait l'application de ce principe, « on
« comptait, grâce à une méthode incendiaire,
« le nombre des morts par celui des ma-
« lades ». [Ext. de sa lettre.] (*b*)

Je pourrais m'arrêter ici, et il me paraît
suffisamment prouvé qu'il n'existe pas d'inflammation spécifique : mais suivons M. Brétonneau dans l'application de sa doctrine.

§. II.

« L'altération organique de la muqueuse,
« dit-il, se borne souvent à une rougeur

« pointillée, sans gonflement, tandis que la
« tuméfaction est plus considérable sous la
« peau et dans le voisinage des ganglions lym-
« phatiques correspondans à la région de la
« membrane muqueuse affectée »... Suit-il
de cette disposition que l'inflammation dont
parle l'auteur soit *sui generis* et réclame un
traitement différent de celui des autres phlegmasies ? je ne le pense pas. Que même l'inflammation commence sous la peau, près des
ganglions, que ceux-ci y participent, que
la muqueuse soit envahie la dernière, et que
les signes qui caractérisent le croup se ma-
nifestent quand déjà les autres parties sont
tuméfiées et phlogosées, cela ne change rien
à la nature de la maladie et au traitement
qui lui convient. Comment se ferait-il, au
reste, que, suivant les auteurs qui ont le
mieux observé le croup sporadique et même
épidémique, la méthode antiphlogistique eût
obtenu le plus d'avantages ? et puisque, dans
le croup *primitif* surtout, la toux croupale,
la dyspnée, l'anxiété, quand elles sont négligées, ont une issue funeste; que la cause
matérielle de la mort est la membrane trouvée dans le canal aérien; que ces symptômes
attaqués, dès qu'ils apparaissent, par une sai-

gnée locale abondante, cèdent presqu'instan-
tanément, avons-nous besoin, pour prendre
une détermination, d'admettre *une phlegmasie spécifique?* Certes l'érysipèle, la scarlatine, la rougeole, la petite vérole, toutes
phlegmasies cutanées, n'ont pas le même
aspect, le même mode physique de développement, et pourtant ces maladies affectent
une marche plus régulière, moins orageuse,
ont une terminaison le plus souvent favora-
ble, si, au début, on les attaque par une
application de sangsues à l'épigastre. Elles
ont des signes communs qui annoncent la lésion primitive des organes de la digestion et
des muqueuses en général; ce sont ces signes
qui doivent diriger le praticien. Ainsi quels
que soient les phénomènes propres au mode
inflammatoire *diphtéritique,* phénomènes
décrits avec un soin qui fait honneur à l'esprit d'investigation de M. Brétonneau, je
crois qu'il est dangereux de conclure qu'un
traitement spécifique doive être adopté.

M. Brétonneau admet que l'inflammation
spécifique est possible sur toute la surface
muqueuse; « le liséré blanc, dit-il, qui cir-
« conscrit la prétendue gangrène scorbuti-
« que des gencives, n'est que la concrétion

« membraniforme réduite à de petites di-
« mensions. Il est rare, ajoute-t-il, à moins
« que les sujets ne soient très-jeunes, qu'en
« débutant sous cette forme, la phlegmasie
« *diphtéritique* se transmette aux voies aé-
« riennes. *C'est surtout quand elle se mon-*
« *tre de prime-abord sur les tonsilles, que*
« *cette brusque et dangereuse transmission*
« est à craindre. » Que doit faire le médecin dans ce cas, suivant l'auteur ? substituer
à la *diphtérite* une inflammation d'une autre
nature. Quels moyens conseille-t-il pour par-
venir à ce but ? des applications d'acide
hydrochlorique sur les taches blanches qu'on
aperçoit sur les tonsilles et l'arrière-bouche.
Si nous suivons les effets de ce traitement,
pour en apprécier les résultats, nous voyons
(obs. 3ᵉ, page 25) que ce n'est qu'après des
applications topiques répétées que, chez cet
enfant âgé de sept ans, tous les signes du
croup se développent : ainsi, le jour suivant,
altération du timbre de la voix ; le lendemain de ce même jour, *aphonie complète,*
toux rauque, inspiration sifflante, haleine
fétide, pâleur du visage ; le matin du troisième jour, l'enfant expire. M. Brétonneau
convient que les lésions successives de la res-

piration *n'étaient qu'une extension de la phlegmasie diphtéritique* du pharynx aux voies aériennes. A l'ouverture du cadavre, la *membrane* est trouvée dans le larynx et la trachée.

Aux nombreuses questions que se fait l'auteur, pour préciser l'affection qui a fait périr le malade, et quelle analogie ont entr'elles les maladies désignées sous les noms *d'angine maligne,* de *gangrène scorbutique* et de *croup,* il aurait dû ajouter : N'est-ce pas à la négligence de la saignée lors du stade inflammatoire, et au traitement employé, qu'est due l'extension de l'inflammation aux voies aériennes ?

M. Brétonneau cite ensuite des faits dont il ne rapporte pas les observations : il dit, par exemple, que l'enfant d'un vigneron mourut du croup, quoique la maladie eût été reconnue de bonne heure et qu'on lui eût opposé le traitement généralement adopté. M. Velpeau constata que les parois *du pharynx* étaient recouvertes de concrétions. Un frère, âgé de cinq ans, traité de la même manière, mourut de même; on avait vu le mal s'étendre des *tonsilles* au *voile du palais.* La mère, *qui n'avait pas voulu consentir*

à l'application de l'acide hydrochlorique,
mourut aussi; on trouva dans la trachée un
tuyau membraniforme, peu adhérent, ayant
une demi-ligne d'épaisseur à son extrémité
inférieure; les concrétions du pharynx, dit
l'auteur, étaient évidemment de même nature que le tuyau invaginé dans la trachée.

Que prouvent ces faits, rapportés sans des
détails qui eussent été importans ? qu'il n'est
pas certain que le croup ait existé chez les
deux enfans, ou qu'au moins il ait été traité
convenablement et au début, ou que l'extension de la *phlegmasie diphtéritique* s'é-
tant faite au larynx, déjà la membrane ta-
pissait celui-ci et rendait l'affection néces-
sairement mortelle. Ils apprennent, ce que
tout le monde sait, qu'une inflammation
de l'arrière-bouche, quelle qu'elle soit, peut
devenir cause déterminante du croup. C'est
un principe que j'ai posé dans mon ouvrage
sur ce sujet, avant que je connusse celui
de M. Brétonneau.

Les guérisons de deux jeunes paysannes,
par des applications d'acide hydrochlorique,
ne seraient pas plus concluantes; car l'auteur
nous dit lui-même (page 56) que l'angine
épidémique parcourait quelquefois ses pé-

riodes sans sévir sur le larynx, et que cette inflammation avait de la tendance à *devenir stationnaire*. Arétée, Ghisi, Tissot, Huxham, parlent aussi des diverses nuances sous lesquelles s'offrait cette affection.

M. Brétonneau cite un enfant qui, par son indocilité à laisser inspecter les tonsilles, mourut du croup au bout de quarante-huit heures; un autre qui guérit à l'aide de fumigations guytoniennes qui déterminèrent l'expulsion d'un tuyau membraniforme : la mort d'un troisième ne fut attribuée au croup qu'après l'événement; il avait été traité, comme les précédens, d'excoriations couenneuses derrière les oreilles. Au reste, l'auteur n'indique ces faits que parce qu'une semblable affection couenneuse de la peau avait été considérée comme un symptôme grave par *Starr* et *Samuel Bard*.

Les 4e, 5e et 6e observations n'ajoutent rien aux preuves que nous avions déjà sur l'extension probable de la phlegmasie aux voies aériennes, quand elle n'est pas attaquée convenablement. Une femme de trente-trois ans, sujet de la 5e, ne fut traitée *que le lendemain* par la saignée, les sangsues et le vomissement, quand déjà la toux rauque et la dyspnée avaient été précédées *d'une douleur vive de la gorge*, de *tuméfaction des amygdales* sur lesquelles on apercevait des taches blanches. Que conclure de là ? que l'extension de la phlegmasie se fait quelquefois très-promptement, comme l'auteur en convient lui-même, et que le traitement appliqué, quand les signes du croup apparurent, fut inefficace parce que la membrane, trouvée *très-ferme, épaisse* et *adhérente* dans le larynx, était déjà formée.

Examen du deuxième Mémoire.

§. III.

M. Brétonneau, après avoir résumé son premier Mémoire, donne le motif qui l'a porté à adopter une dénomination nouvelle qui signale *la maladie pelliculaire*. Il prétend « que c'est pour la distinguer de l'in- « flammation couenneuse mercurielle, d'une « phlegmasie buccale qui s'accompagne « d'une exudation caséiforme, *affection* « *sporadique très-distincte* selon lui, et « surtout par la nécessité de la séparer de « l'angine scarlatineuse, inflammation couen-

2

« neuse accompagnée d'exanthème cutané,
« qui en *diffère essentiellement* par son mode
« d'invasion, sa durée et ses diverses ter-
« minaisons ».

La scarlatine a évidemment sa cause ou
son début dans l'estomac : c'est là que commence l'inflammation. Elle se propage vers
les tonsilles, la muqueuse des yeux, quelquefois de l'oreille interne, du canal nazal :
elle peut envahir le larynx, la trachée et
les bronches et s'accompagner du croup,
comme quelques auteurs en citent des
exemples. Où est donc la différence essentielle ? la même chose peut être dite de la
rougeole et de la petite vérole. J'ai vu
plusieurs fois la *gastro-entérite aiguë*, mal
combattue à son début, produire la *sto-
macace* par son extension et *l'angine couenneuse* ou *diphtéritique*. Quelque chose de
semblable ne se passerait-il pas dans les épidémies *d'angines malignes ou gangréneuses*,
décrites par les auteurs ? Dans l'épidémie de
Péruvelz, « la maladie s'annonçait par de
« l'accablement, des frissons, une fièvre des
« plus fortes, des envies de vomir, quelque-
« fois des vomissemens : ce n'était souvent
« qu'au bout de deux ou trois jours, que

« les amygdales et toute l'arrière-bouche se
« gonflaient insensiblement, et qu'on y dé-
« couvrait cette *crasse blanche, muqueuse,*
« *tenace* et *fétide*, qui commençait à une
« amygdale, s'élargissait, gagnait l'autre, le
« voile du palais, etc. Cette maladie n'arri-
« vait point à son état, sans que la plupart
« *délirassent* à mesure que la fièvre augmen-
« tait; d'autres tombaient dans des *affections*
« *comateuses.* Beaucoup de malades étaient
« *constipés,* quelques-uns avaient une *diar-*
« *rhée séreuse* et *fétide.* »

L'épidémie de 1752, observée par Huxham,
présentait *le plus communément* aussi, au
début, des alternatives de chaud et de froid,
pesanteur et *douleur de téte,* mal à *l'esto-*
mac, des *vomissemens* et des *selles fré-*
quentes... Quelquefois le *délire* prenait dès
la première nuit et souvent devenait *phré-*
nétique.

Dans les sixième et septième cas rapportés
par *Rosen* et cités par M. Brétonneau, les
mêmes signes précurseurs eurent lieu : les
enfans *vomirent,* eurent de l'*assoupissement,*
un *violent mal de téte.*

Si d'autres écrivains ont négligé de décrire
les symptômes importans qui peignaient l'in-

flammation de la muqueuse de l'estomac et celle sympathiquement déterminée du cerveau, qu'exprimait l'assoupissement ou le délire, c'est que, frappés du danger de suffocation qui menaçait les malades, il n'ont dirigé leurs recherches que vers la cause physique de ce phénomène.

Cette remarque est, suivant moi, d'une grande importance et mérite d'être prise en considération. Si semblable épidémie s'offrait à mon observation, convaincu que je suis que cette phlegmasie ne diffère pas de celle des autres membranes muqueuses, et témoin de l'impuissance des moyens antiphlogistiques quand déjà la membrane commence à se développer, je chercherais à saisir le *momentum* qui précède cette époque de la maladie, pour placer les saignées locales ou générales. Voilà, je pense, où se trouve toute la difficulté : voilà ce qu'a consacré l'expérience dans le traitement des inflammations. Tous les praticiens de bonne foi, qu'aucune passion ne dirige, qu'aucune prévention n'aveugle, conviendront avec moi, que les succès heureux, prompts, quelquefois étonnans, qui suivent l'emploi des saignées faites convenablement au début, autorisent à admettre ce principe général déjà posé : que c'est surtout de l'usage opportun de ce moyen que dépend la cure de toutes les inflammations aiguës.

Certes, quand la maladie a marché, que la membrane croupale est formée, les saignées sont peu efficaces, et les révulsifs, quels qu'ils soient, doivent être tentés, ainsi que je l'avance dans mon Traité pratique du croup, et je cite des exemples de réussite en pareil cas.

Si nous suivons M. Brétonneau dans les preuves qu'il apporte pour étayer son assertion sur l'inefficacité des saignées, dans le traitement de la maladie qu'il décrit, nous verrons qu'elle est au moins hasardée.

Lorsqu'il fut appelé pour Anna Silv. (9e obs.), elle était au deuxième jour de la maladie, il y avait « fièvre, *tuméfaction très-* « *prononcée* des ganglions lymphatiques cer- « vicaux qui correspondent à l'angle de la « mâchoire ; les deux tonsilles étaient rouges « et tuméfiées ; des concrétions pelliculaires « blanches demi - transparentes, séparées, « enveloppantes, se voyaient très-distincte- « ment sur la tonsille gauche et étaient encore « plus apparentes sur celle du côté droit ». C'est à cette époque que des sangsues furent appliquées en deux fois. Pendant trois jours, une espèce de mieux se soutenait; ce n'est que le sixième que, les accidens devenant plus graves, la malade succombe malgré le traitement mercuriel.

Dans les 11ᵉ et 12ᵉ observations, on manque de renseignemens sur le traitement employé, ou la maladie méconnue n'avait pas été attaquée au début. Le traitement du 13ᵉ malade consiste dans des pédiluves, le kermès à fortes doses répétées, collier de vésicatoire, synapismes. On ne parle pas du traitement du 14ᵉ malade : on sait seulement qu'ils moururent tous. Le 15ᵉ est traité par des applications d'acide hydrochlorique concentré sur une incrustation grisâtre qui occupe l'isthme du gosier; c'est alors qu'on applique deux sangsues aux apophyses mastoïdes et qu'on fait des fumigations guytoniennes. Le même traitement est suivi pendant trois jours, les applications de l'acide concentré réitérées matin et soir. L'auteur attribue la mort de ce sujet *aux applications trop fréquentes et trop actives* de l'acide.

Chez le 16ᵉ malade, les saignées sont négligées; il meurt malgré le vomitif et le traitement topique.

La 17e observation offre beaucoup d'intérêt; il s'agit d'un enfant de 27 mois, dont le timbre de la voix s'altère le 4 décembre 1819; ce n'est que trois jours après que trois sangsues sont appliquées. Les vomitifs sont employés les 8 et 9, ainsi que les inspirations d'éther sulfurique.

A l'autopsie, on trouve les tonsilles *pâles* et *dans l'état sain,* ainsi que le voile du palais et le pharynx dans toute son étendue ; *une concrétion membraniforme tapisse tout le larynx.* « C'est, dit l'auteur, la première fois « que les amygdales n'offrent pas les traces « les plus apparentes de phlegmasie diphtéri- « tique, qui jusqu'ici avait paru se propager « de leur surface aux parties adjacentes ». Telle est la prévention de M. Brétonneau, que, surpris de ce fait, il se demande si les concrétions dont les tonsilles *ont pu être recouvertes dans le principe* de la maladie, n'auraient pas été détachées par les efforts de la toux. Il reconnaît pourtant que cette affection *a la plus parfaite similitude avec le croup des auteurs du dernier siècle.*

Oui, c'est ce croup que je décris dans mon ouvrage, et que je vois très-fréquemment à L'Aigle, c'est lui qui, presque toujours mortel quand il est mal attaqué, est *toujours* guéri par la saignée locale employée au début; et je ne doute pas que le sujet de l'observation eût été sauvé, si le médecin, appelé trois jours trop tard, eût agi dès le 4 décembre.

Dans la 18e observation, un soldat présente tous les signes de la diphtérite : les applications d'acide hydrochlorique, l'inspiration du chlore, sont employées et suivies d'un mieux apparent, après l'éjection de lambeaux considérables de fausses membranes : mêmes moyens continués. A la suite d'une fumigation prolongée, angoisse, difficulté de respirer qui persiste en s'aggravant; teinte livide, violacée du visage. C'est alors seulement (sixième jour) qu'une saignée de deux palettes est pratiquée. Le soir, la respiration devient de plus en plus difficile et bruyante : mort dans la nuit.

L'auteur, présumant que les fumigations de chlore avaient été *nuisibles*, les avait suspendues le dernier jour.

La 19e observation offre l'exemple d'une angine diphtéritique *stationnaire*, dont l'issue est devenue funeste sous l'influence des fumigations guytoniennes. Des vomissemens fréquens, un dépérissement et un affaiblissement gradués, ont été suivis de la mort au seizième jour.

La *respiration* avait toujours été *libre*; aussi, à l'autopsie, trouva-t-on le larynx et la trachée dans l'état naturel. Le pharynx, l'ouverture gutturale des fosses nazales et la face postérieure du palais, étaient seuls encroûtés d'une concrétion membraniforme grisâtre.

20e observation : symptômes très-prononcés du croup consécutif à l'inflammation pelliculaire, comme l'a prouvé l'autopsie. Emploi de sangsues, de vésicatoires à la fin. C'est après une rémission de quelques heures que la mort survient. Ici, comme dans les cas rapportés dans mon ouvrage, on voit que, lors même que la saignée locale est placée trop tard, un mieux passager dans les cas désespérés vient déposer en faveur de l'efficacité de ce moyen.

Les observations suivantes, jusqu'à la 29e inclusivement, et dont tous les sujets sont morts, soit qu'ils aient été soumis au traitement topique, ou que les saignées locales n'aient été ajoutées à celui-ci qu'intempestivement, viennent, comme les précédentes, à l'appui du principe général que j'ai posé.

La 45e, recueillie par M. Brault, sert également à l'étayer : ce n'est que le quatrième jour qu'il est appelé ; déjà des concrétions pelliculaires recouvrent entièrement l'amygdale gauche et semblent la dépasser ; quinze sangsues sont appliquées quand, *depuis trois jours,* il y avait douleur aux parties latérales du cou et douleur pendant la déglutition.

Traitement mercuriel.

Mécontent de l'effet des fumigations hydrochloriques, M. Brétonneau, après avoir préalablement employé son topique sur un soldat du 44e, lui fait subir un traitement mercuriel très-énergique, *quoique le timbre de la voix n'indique point encore l'existence d'une fausse membrane dans la trachée...* Amaigrissement considérable, mais retour à la santé.

Après avoir rapporté deux exemples de succès, l'auteur ajoute qu'on ne peut se dissimuler que le *traitement mercuriel* n'ait eu plusieurs fois des *conséquences graves et funestes.* Sa 34e observation en est une preuve effrayante !! et ses expériences sur des animaux, faites avec beaucoup de soin et qui attestent le zèle infatigable de cet observateur, viennent apprendre combien est vénéneuse l'action des préparations mercurielles.

Les sujets des 35e, 36e, 37e observations, soumis au traitement mercuriel, meurent.

En parlant de l'épidémie de Chenusson, et de la mortalité qui signala les deux premiers mois de son invasion, M. Brétonneau cite deux enfans auxquels, après une application topique d'acide hydrochlorique, le calomel a été donné à petites doses répétées. Ils ont paru entrer en convalescence; mais, chez l'un et chez l'autre, la plaie d'un vésicatoire placé à la nuque s'étant gangrénée, ils se sont éteints paisiblement sans avoir éprouvé la moindre gêne dans la respiration. L'auteur ajoute qu'il y a lieu de soupçonner que ce mode de terminaison a eu pour cause une disposition cachectique produite par le traitement mercuriel. Ainsi ce moyen a causé la mort dans une *diphtérite* disposée à rester stationnaire et à guérir spontanément, puisque ces malades ont *respiré facilement* jusqu'à la fin.

Louis Bodier, cru guéri (49e obs.), ne jouit que pendant quatre jours du retour apparent de la santé, et succombe à une hémoptysie que la dyspnée a constamment accompagnée.

Thérèse achète sa guérison au prix d'accidens mercuriels considérables. (5o^e obs.)

Chez le sujet de la 51e observation, il ne s'est développé aucun signe de croup, quoique depuis le 15 janvier il fût admis à l'hôpital et qu'il y soit resté jusqu'à la fin. Cette maladie n'avait-elle pas une disposition bien évidente à être stationnaire, et peut-on raisonnablement attribuer, au traitement topique et mercuriel qui fût employé, le succès obtenu ?

Chez le sujet de la 52e observation, d'une *constitution pléthorique*, ayant éprouvé de la gêne dans la déglutition dès le *1er Janvier*, et admis à l'hôpital *le 14*, ce n'est qu'au huitième jour d'un traitement topique et mercuriel, que la toux croupale est suivie de la mort peu d'heures après son apparition.

L'ouverture du 53e malade fait voir les désordres suivans : ulcérations mercurielles grises, très-sordides; les gencives n'adhèrent plus au collet des dents : l'inflammation diphtéritique du pharynx est ulcérée, grise, noirâtre, il s'en exhale une odeur d'une fétidité insupportable; le tissu muqueux est complètement sphacélé; la gangrène n'est circonscrite dans aucun point; elle se propage à la base de la langue, au voile du palais, à la luette, etc.

Ces désordres sont bien évidemment l'effet du traitement mercuriel, puisque l'auteur a eu soin de prouver que les résultats de l'angine diphtéritique, considérés par les anciens comme dépendans de la gangrène, n'étaient autre chose que la putréfaction de la concrétion pelliculaire, au-dessous de laquelle les organes conservaient leur intégrité.

Comme le précédent sujet, celui de la 55ᵉ observation est soumis aux médications topiques et mercurielles sans succès; on essaye inutilement, comme chez le premier, la trachéotomie et les insufflations de calomel; la mort ne peut être évitée. Il est curieux de suivre les effets mercuriels observés chez cette malade âgée de seize ans et d'une bonne santé antérieurement : gonflement œdémateux des joues, des paupières et de la région sus-hyoïdienne; la langue tuméfiée retient sur ses bords l'empreinte des dents, et deux ou trois érosions superficielles et couenneuses se remarquent à sa pointe; les tonsilles ont un aspect sordide : abattement,

inappétence, matière de l'expuition semblable à la lavure de chair; évacuations alvines,
séreuses et ensanglantées : la bouffissure s'é-
tendant au-devant de la poitrine, la physio-
nomie exprimant la tristesse; la bouche se
remplissant continuellement de salive ensan-
glantée, l'haleine exhalant une fétidité gan-
gréneuse, etc. Enfin l'auteur assure lui-même
que l'enduit couenneux qui recouvre la membrane muqueuse echymosée du rectum, que
les echymoses de l'éponge pulmonaire qu'a
décélées la nécropsie, sont, comme les al-
térations de la bouche, une conséquence de
la cachexie mercurielle.

La 60ᵉ observation (1) offre l'exemple
d'un croup primitif auquel on oppose sans
succès le traitement mercuriel. Je suis convaincu que si on eût appliqué quelques sangsues à la région du larynx, dès l'instant où
la toux rauque apparut, on eût sauvé l'en-

---

(1) On pourrait croire, en me voyant sauter brus-
quement d'un numéro à un plus avancé de quatre ou
cinq, que j'omets, à dessein, de citer les observations
intercalaires; qu'on voye l'ouvrage de M. Brétonneau,
on s'assurera que je l'ai toujours suivi : j'ignore la
cause pour laquelle il fait marcher la 60ᵉ après la 55ᵉ.

fant ; mais on donna deux grains de calo-
melas à deux heures d'intervalle, la respiration devint sifflante, et, le deuxième jour,
le malade mourut à dix heures du matin.

A l'instant de la mort, *les tonsilles ne
sont ni rouges ni tuméfiées : on ne peut
découvrir de taches blanches à leur surface, ni sur aucun autre point du pharynx.
Le groupe de ganglions lymphatiques, qui
se trouvent sous l'attache du sterno-mas-
toïdien, n'est point sensiblement tuméfié.*
L'inflammation s'est-elle, de prime abord,
développée dans les canaux aérifères ? demande M. Brétonneau. La nécropsie vient
répondre à cette question, que l'auteur moins
prévenu n'eût pas posée. La fausse membrane blanche, épaisse, élastique, tapisse le
larynx, la trachée et s'étend jusque dans les
grandes divisions des bronches. *Le pharynx,
examiné avec la plus scrupuleuse attention,
paraît complètement exempt d'inflammation pelliculaire.*

Ce qui prouve combien est grande la prévention de M. Brétonneau contre l'existence
du croup, s'il n'est pas l'extension de l'angine épidémique, c'est la remarque qu'il
fait et que je vais rapporter : « La nour-

« rice à laquelle cet enfant avait été confié,
« habitait près de Tours, où *depuis plu-*
« *sieurs mois*, à l'exception des malades ad-
« mis à l'hôpital, il ne s'était *pas trouvé un*
« *seul sujet* atteint d'angine diphtéritique.
« Il n'était pas probable qu'il eût existé au-
« cune relation entre les habitans de Che-
« nusson et ceux du faubourg où demeurait
« cette femme, et toute enquête à cet égard
« me paraissait presque ridicule; mais, en
« apprenant à mon grand étonnement qu'elle
« était née à Chenusson et tante de Cor-
« méry, j'avoue que je n'ai pu m'empêcher
« de soupçonner que l'angine maligne avait
« pu être transmise à son nourrisson, soit
« par les relations qu'elle avait pu avoir
« avec les malades admis à l'hôpital, ou avec
« les parens et les voisins qui les avaient
« accompagnés ; *elle assurait, à la vérité,*
« *que la crainte* de la *contagion* l'avait
« *empêchée d'en recevoir aucun;* mais, dans
« les termes mêmes de sa dénégation, on
« trouvait la preuve qu'elle avait eu des rap-
« ports avec plusieurs d'entr'eux ».

Comment ! les observations de croup primitif ou sporadique, rapportées par les auteurs, seraient toutes fausses, et le traitement

antiphlogistique n'aurait été suivi de succès qu'à cause de la légèreté de la maladie? le développement de l'inflammation de la membrane muqueuse, du larynx et de la trachée, avant que la bouche ou le pharynx eussent été phlogosés, serait impossible !!! cette assertion est inconcevable ! si on avait lieu d'être surpris, c'est qu'ils ne le fussent pas plus souvent. C'est le larynx, c'est la trachée, ce sont les bronches qui les premiers sont impressionés par les variations subites de l'atmosphère, et c'est une vérité presque triviale, que le passage d'une température chaude à une froide, et surtout froide et humide, produit le plus souvent les affections phlegmasiques des organes de la respiration.

En admettant même que la nourrice ait eu des communications avec Cormery, son neveu, pourquoi, puisque la maladie se présentait comme le croup décrit par les auteurs, et dont la guérison est facile par les saignées locales pratiquées au début, ne pas avoir employé ce moyen? pourquoi avoir agi comme si l'angine maligne était encore épidémique, quoique le lieu de la contagion fût éloigné, que l'état de l'arrière-bouche ne confirmât point l'existence de la diphtérite,

et que d'ailleurs, avant l'événement funeste,
on n'eût aucun indice sur la probabilité de
la contagion. Cette réflexion prend d'autant
plus d'importance, et prouve de plus en plus
combien l'esprit de M. Brétonneau était prévenu, quand on lit (pages 441 et 442) : « Les
« symptômes *du croup* ou de la *diphtérite*
« *trachéale* ont au contraire prévalu *chez*
« *Cormery* (58ᵉ obs.), etc. »

A mesure qu'on avance dans la lecture du
livre de M. Brétonneau, on est surpris de
le voir tomber dans des contradictions toujours plus étonnantes. Mais non, ce ne sont
pas des contradictions; il a écrit plusieurs
Mémoires sur l'angine maligne; il a noté
avec bonne foi ce qu'il avait observé : ses
revers, comme ses succès, sont racontés
franchement. Il résulte de ses observations
mêmes, qu'aucun avantage, dans le traitement de la diphtérite, n'est dû à l'usage
du mercure comme moyen général, puis-
qu'il dit, « qu'il est porté à croire que dans
« le cas même où la *diphtérite trachéale* a
« été heureusement modifiée par le traite-
« ment mercuriel, c'est en s'insinuant dans
« le conduit aérien que ce médicament par-
« vient à modifier l'inflammation pelliculaire »

(page 445 et suiv.). Il avait déjà avancé, dans son deuxième Mémoire, que le premier effet du traitement topique était de donner, à l'inflammation diphtéritique commençante, *un aspect plus grave*, et il ajoutait dans le paragraphe suivant : « Lorsque le mal n'est pas ar-
« rêté dans ses progrès par deux applications
« énergiques faites à vingt-quatre heures d'in-
« tervalle, et que les signes de l'affection des
« voies aériennes commencent à se manifes-
« ter, le traitement topique n'offre plus que
« des chances incertaines de salut, et il y
« aurait de l'imprudence à ne pas l'abandon-
« ner pour recourir aux médications mercu-
rielles ». Ailleurs, M. Brétonneau semble avoir un pressentiment que *la diphtérite*, comme le croup primitif, est susceptible de céder aux moyens thérapeutiques généraux, *dans le temps de son acuité* (pag. 380) ; et, s'il laisse cette question indécise, c'est que son opinion n'est pas plus fixée sur ce point que sur l'efficacité des médications spéciales ; car il dit (pag. 446) : « Peut-être l'alun, tant
« préconisé par les anciens, est-il un agent
« dont les effets subséquens sont moins dan-
« gereux que ceux du protochlorure de mer-
« cure ».

Ainsi M. Brétonneau termine son ouvrage par un doute; aucun caractère bien déterminé n'est attribué à la maladie qu'il décrit; aucune cause n'est même recherchée et aucun traitement n'est assigné. Un tel travail peut-il faire une révolution dans la théorie et la pratique des affections des membranes muqueuses, et les nombreuses hésitations de l'auteur ne prouvent-elles pas que ce qui lui a manqué pour réussir dans le traitement des épidémies, qu'il a d'ailleurs décrites avec une rare bonne foi, est d'avoir saisi le moment d'agir dès l'invasion de la phlegmasie, ainsi que l'avaient fait *Ghizi*, *Huxham*, *Planchon*, *Tissot* et le docteur *Mouronval?*

Cependant M. Brétonneau prend un ton décisif quand il s'agit de comparer le croup avec la diphtérite. « Chaque praticien, dit-il, « craignant de méconnaître cette maladie « (le croup), n'a pas tardé à la rencontrer ». Il n'admet de véritable croup que celui dont la terminaison est funeste, tandis que d'autres lésions striduleuses, cédant aux traitemens antiphlogistiques, n'étaient pas cette affection.

Si un pareil principe était admis, si la toux

croupale et la dyspnée, qui l'accompagne ou la suit de très-près, n'étaient prises en aucune considération, presque tous les enfans péri-raient. Comment un médecin, d'ailleurs si instruit, peut-il avancer un semblable para-doxe, et chercher à inspirer aux médecins et aux parens une sécurité toujours dangereuse? Que M. Brétonneau se donne la peine de lire mon ouvrage, dont les observations sont rapportées avec la bonne foi de l'homme qui cherche franchement la vérité, et j'espère qu'il sera désabusé. Il sera convaincu que l'inflammation peut, sous certaines influen-ces que j'assigne, se développer primitive-ment sur la membrane muqueuse du larynx et de la trachée, et produire, lors même que la concrétion pelliculaire n'est pas dévelop-pée, les signes pathognomoniques du croup. Il y puisera la preuve que les succès nom-breux obtenus ont eu pour cause l'emploi prompt des saignées locales : il y trouvera des exemples d'issues funestes dues à la né-gligence de ce principe.

Diviser le croup en nerveux, catarrhal, inflammatoire sec ou humide, est dange-reux, ainsi que je crois l'avoir prouvé ; mais admettre un pseudo-croup, dont les symptômes principaux ressemblent à ceux d'une maladie presque toujours mortelle, quand on n'agit pas au début, est bien autrement téméraire : c'est pourtant là ce que semble insinuer M. Brétonneau. Ayant été souvent témoin du danger d'une semblable temporisation, j'avoue que je n'oserais pas attendre le mal que peut faire un ennemi si redoutable, lorsqu'il est en ma puissance de l'empêcher en l'attaquant promptement. Ce qui vient à l'appui de ce que j'avance peut-être puisé dans l'ouvrage même de M. Brétonneau. Trois observations d'affections qu'il appelle *trachéites*, étaient de véritables *croups*. Le sujet de la première, traité par les révulsifs, succombe. Le second, âgé de six ans, est sauvé par une application de douze sangsues, quoique les accidens eussent été graves, puisque l'auteur, qui croyait avoir affaire à un pseudo-croup ou à une simple trachéite, dit que *la toux de plus en plus rauque prend une ressemblance effrayante avec la toux croupale*, qu'il y a *dyspnée, respiration fréquente* et *un sifflement*-remarquable pendant l'inspiration. J'ai déjà parlé du 3e, âgé de cinq ans, mort d'une angine diphtéritique sporadique, malgré l'emploi du traitement mercuriel.

M. Brétonneau a vu le croup, devenu mortel sans qu'aucune lésion des amygdales, de la luette, etc., eût précédé, présentant à l'autopsie une membrane tapissant le larynx, la trachée, etc., et pourtant il ose affirmer que « la *diphtérite* a été le prototype du « croup des modernes et qu'autour d'elle sont « ensuite venues se ranger les plus simples « lésions trachéales de la respiration, pour « peu que quelques-uns de leurs symptômes « eussent la moindre analogie avec ceux « d'une affection si redoutée » ! ! !

Il résulte de l'examen que je viens de faire de l'ouvrage de M. Brétonneau :

1° Que l'inflammation, qu'il nomme *diphtérite* ou pelliculaire, n'est point une phlegmasie spécifique.

2° Que les nombreux revers, éprouvés pendant les épidémies de *Tours, Laferrière* et *Chenusson,* sous l'influence du traitement topique ou mercuriel, dérivent de la fausse idée que ce médecin s'était faite de la maladie.

3° Que si les saignées n'ont pas été suivies de plus de succès, c'est qu'elles ont été appliquées trop tard ; que cette erreur prend sa source dans la prévention dont est frappé l'esprit de l'auteur.

4° Que l'angine maligne *ne diffère pas essentiellement* des phlegmasies cutanées, dont l'invasion s'annonce toujours par des symptômes gastriques.

5° Que l'analogie de structure qui existe entre la peau et la membrane muqueuse, explique cette similitude d'affections et de symptômes généraux.

6° Que le traitement employé à propos dans tous ces cas (les saignées), et les résultats obtenus, viennent donner à cette présomption le caractère de l'évidence.

7° Que le croup est souvent primitif ou sporadique; qu'il se fût développé très-rarement par extension, pendant la durée des épidémies d'angine maligne, si celle-ci eût été combattue, dès l'invasion des symptômes de sa première période, par les saignées en général.

8° Enfin, que l'ouvrage de M. Brétonneau, si on a égard à l'empressement avec lequel certains critiques ont été choisir des armes dans cet arsenal d'un nouveau genre, pour combattre mes opinions, quoiqu'étayées sur des faits incontestables, est une preuve que *Pascal* avait raison quand il disait : » Plu- « sieurs choses certaines sont contredites;

« plusieurs fausses passent sans contradic-
« tion ».

J'ose prédire, sans crainte de me trom-
per, que les insufflations de calomel ou
d'alun, et les instrumens qu'ont enfantés des
idées toutes spéculatives, seront abandonnés,
comme tant d'autres productions frivoles de
l'imagination, dont la raison et l'expérience
finissent toujours par faire justice. (c)

NOTES.

(a) Le docteur Fothergill nous donna, en 1748,
la première histoire exacte que nous ayons eue en
Angleterre de cette maladie. Des médecins d'Italie et
d'Espagne en ont très-bien décrit une toute pareille,
qui fit beaucoup de ravages dans ces contrées au commencement du dernier siècle. Il y a apparence que ces
ulcères d'Égypte et de Syrie, dont parle Arétée de
Cappadoce, et ces ulcères pestilentiels dont Ætius
Amidanus a écrit, étaient de cette nature. Enfin quel-
ques-unes des fièvres scarlatines, dont il est question
dans Morton, y ont beaucoup de rapport. (*Dissert.
sur le mal de gorge avec ulcères malins, par J.
Huxham*). On voit qu'Huxham, long-temps avant
M. Brétonneau, avait pensé à voir, dans l'angine maligne observée à diverses époques en Angleterre, de
l'analogie ou plutôt une parfaite similitude avec les
épidémies décrites sous les noms d'ulcères d'Égypte
et de Syrie, par Arétée, d'ulcères pestilentiels par
Ætius Amidanus, affection appelée *garotillo* en Espagne, au commencement du 17e siècle, et *male in
canna* à Naples.

On voit aussi qu'Huxham n'admet pas avec M. Brétonneau, de différence essentielle entre l'angine maligne
et la scarlatine. En effet, voici ce que dit Richard
Morton : « Ubi malignus est et epidemicus (morbus)
« non rarò utriusque efflorescentiæ apparatus, ad sex-
« tum vel septimum diem protrahitur et efflorescentiæ
« usquè ad decimum quartum et ultrà, durat et intereà
« glandulæ oculorum, pharyngis, laryngis, et bron-
« chiorum inflammatur, febris inflammatoria accen-
« ditur, deglutitio et respiratio læditur, cæteraque
« *anginæ* et peripneumoniæ symptomata sæpiùs in-
« gravescunt. »

Il est très-remarquable que R. Morton sentait l'in-
convénient qu'il y a de faire autant d'affections par-
ticulières de maladies qui ne diffèrent que par des
nuances légères, et dont la cause, les symptômes
principaux et les indications curatives sont les mêmes.
Cette idée très-philosophique lui est surtout suggérée
par l'analogie qu'il remarque entre la rougeole et la
scarlatine. Aussi, dit-il (cap. v, de febre scarlat.):
« Hunc morbum (utut universali medicorum consensu
« titulo peculiari donetur) prorsùs eundem esse cùm
« *morbillis* censeo, et solo efflorescentiæ modo ab
« illis distare.... Ratio differentis morborum *nomen-*
« *claturæ* ritè petenda est à differenti eorum causâ,
« symptomatis et indicationibus curativis differentibus.
« Quorsùm enim, ubi causa morbi est eadem, eadem
« ferè symptomata, atque methodus medendi prorsùs
« eadem, nova nomina affectibus imponantur, et
« morbi tanquam specie differentes sub alio atque alio
« titulo tractentur? »

Je ne doute pas que Morton, moins préoccupé de
la nature du *miasme vénéneux* qui donne lieu aux
symptômes de la variole, et fixant son attention sur
la similitude qui existe entre les signes généraux et
même pathognomoniques de cette maladie, tant au
début qu'à la fin, et ceux de la rougeole et de la scar-

latine, aurait, comme dans le traitement de celles-ci,
prescrit la saignée dès l'invasion, et aurait compris que
cette manière d'envisager et de traiter la maladie
produit des résultats bien autrement avantageux que
l'expectation et un régime modérément chaud.

(b) Indépendamment des citations que je viens
de faire et qui prouvent le bienfait que procure la
saignée dans le traitement de l'angine maligne, je
pourrais invoquer le témoignage des médecins anciens; *Cœlius Aurelianus*, par exemple, en donnant
les signes de l'angine, en trace toutes les nuances jusqu'à ce symptôme qui, bien évidemment, exprimait
l'envahissement des voies aériennes par l'inflammation,
« et quibusdam *caninus vocis sonitus*. Tunc etiam ne-
« cessario *mortis* effectus ». Que faisait-il pour préve-
nir ce résultat ? « Adhibenda etiam phlebotomia si
« vehementer passio coegerit, *intrà diatriton*. Etenim
« indiget repentinâ sanguinis detractione, ob celerri-
« mum laxamentum ». Il conseille aussi l'application
de ventouses scarifiées à la partie antérieure de la gorge
ou de sangsues ; « *sanguisugas*, quas Græci *bdellas*
« appellant, apponemus iisdem locis, quæ suprà me-
« moravimus. Tunc post earum casum, si minimè fac-
« tam sanguinis detractionem viderimus, cucurbitas
« apponemus, ut præfectâ sanguisugarum vulnera-
« tione, raptu cucurbitæ detractio compleatur, et
« *olei fomento* utemur atque *cataplasmatibus*. »

Avant lui : Ex utroque oportet, *inquit Hippocrates*,
brachio *synanchicos* phlebotomari. (De Vict. acutor.)

Diocles verò libro, quo de passionibus et causis et
curationibus scripsit, *sanguinosos*, inquit, homines
ex utroque brachio phlebotomandos. Eos autem qui
minùs sanguinis habuerint, solùm scarificandos.

Asclepiades verò, secundo libro, acutarum passio-
num inquit : *Synanchicis* convenit sanguinis detractio,
adjiciens etiam *cucurbitæ* usum cum scarificatione.

C'est ce même Asclepiade que l'on croit l'inventeur

de la *laryngotomie*, opération que *Cœlius Aurelianus* regardait comme téméraire ; et dont l'exécution lui paraissait une fable.

Serapion, primo libro curationum, *clysteribus* synanchicos evacuat, atque *phlebotomia* et *cataplasmatibus* utitur.

Heraclides Tarentinus (lib. 3 curationum) : Eos, inquit, qui sanguinis *multitudine* vexantur, clystere præpurgatos *phlebotomamus*; nunc ex brachio, nunc ex venis quæ sub linguâ sunt.

(c) Ce nouveau spécifique aura le sort de tous les autres, d'autant plus nombreux dans chacune des affections, que celles-ci s'approchaient le plus de l'incurabilité.

« Aussi, en parcourant les auteurs, combien ne
« voit-on pas de spécifiques présentés, et combien de
« dérangemens morbides regardés par les maîtres de
« l'art comme de difficile guérison, n'ont-ils pas trouvé
« de médicamens nombreux prônés comme d'une ef-
« ficacité certaine dans leur traitement. Par exemple,
« la goutte combien n'a-t-elle pas de spécifiques, de-
« puis le soufre vanté par les anciens, jusqu'aux qua-
« rante-huit verres d'eau de M. Cadet-Devaux, et
« le remède Pradier déjà oublié, malgré les 24000 fr.
« donnés pour son acquisition. La maladie scrofuleuse
« offre également une liste de spécifiques nombreux
« proposés pour sa guérison, depuis le sirop de *Bellet*
« jusqu'au muriate de Baryte : la phthisie est dans le
« même cas, et on n'exagère pas en portant à plu-
« sieurs centaines les moyens *certains* de guérison in-
« diqués contre cette maladie : l'épilepsie, la rage et
« surtout le cancer ont également trouvé des spéci-
« fiques nombreux, et on ferait certainement un vo-
« lume des noms des seules substances présentées
« comme infaillibles dans ces maladies. » (Dict. des
sciences médicales.)

FIN.